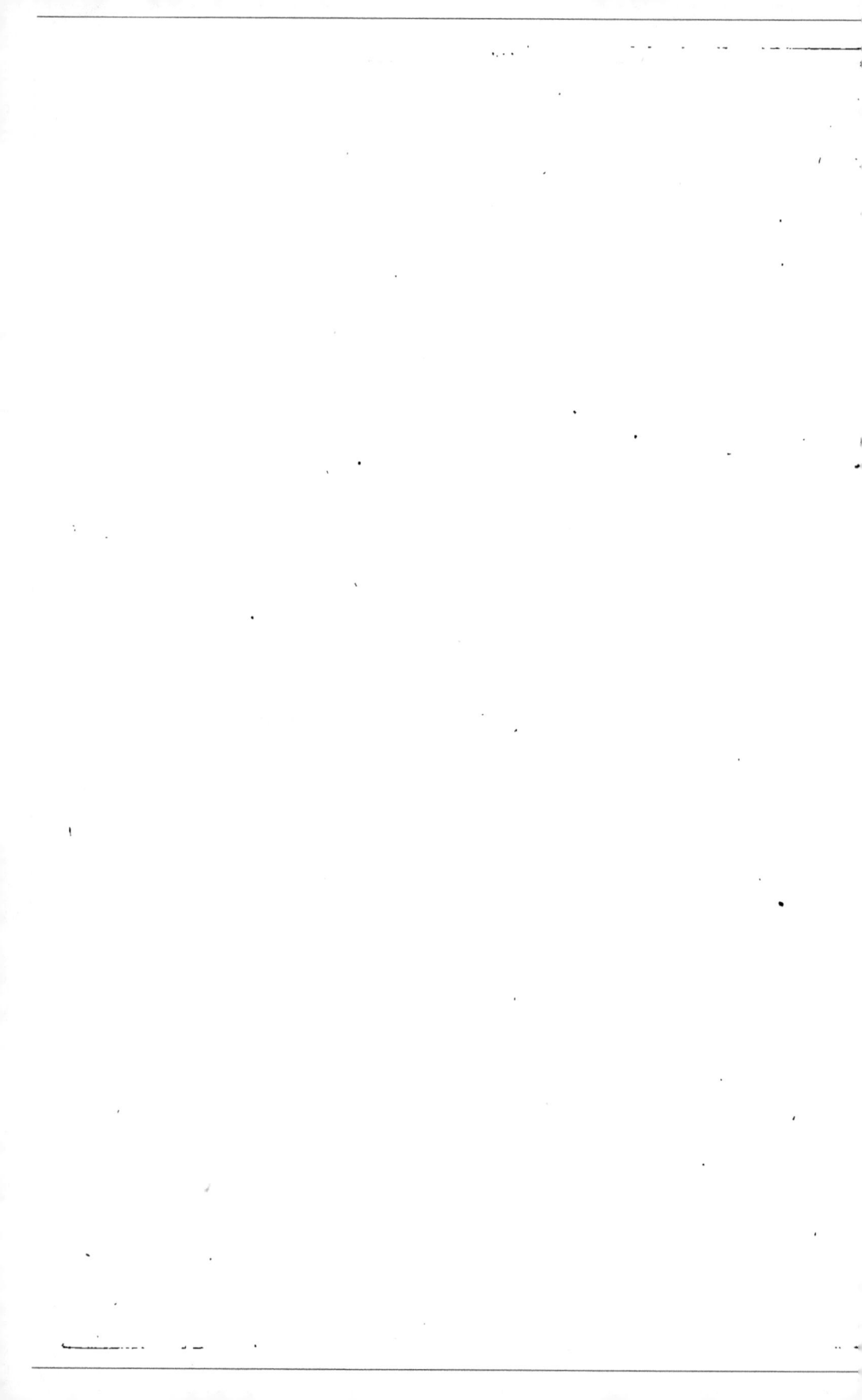

Toutes... *la couverture*

GUIDE

DES MÈRES DE FAMILLE

DANS

L'ALIMENTATION DE L'ENFANCE

PAR

F. COMBARIEU, Pharmacien,

EX-STAGIAIRE EN MÉDECINE A LHÔPITAL DES
ENFANTS MALADES, MEMBRE DE LA SOCIÉTÉ PROTECTRICE
DE L'ENFANCE, A PARIS.

———

PRIX : 50 CENTIMES

Chez l'auteur, à la pharmacie COMBARIEU, rue Vanneau, 39,

A PARIS.

———

CAHORS : IMPR. H. COMBARIEU.

FARINE COMBARIEU

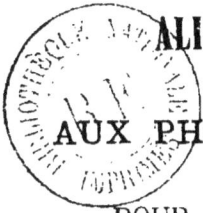

ALIMENT COMPLET DES ENFANTS

AUX PHOSPHATES NATURELS DU BLÉ

POUR PRÉPARER DES BOUILLIES AU LAIT

AVANT ET APRÈS LE SEVRAGE

PAR

F. COMBARIEU

PHARMACIEN, EX-STAGIAIRE EN MÉDECINE A L'HOPITAL DES ENFANTS MALADES

MEMBRE DE LA SOCIÉTÉ PROTECTRICE DE L'ENFANCE.

PRIX : 1 FR. 50, la boîte, avec brochure.

Dépôt général à la pharmacie COMBARIEU, 39, rue Vanneau, faubourg St.-Germain, à Paris, et dans toutes les pharmacies et épiceries, etc.

———— ❖ ————

Cette farine, préparée sur les indications du célèbre chimiste PAYEN, constitue un aliment très digestible et riche en toutes les substances nécessaires à la nutrition.

Exiger et lire la brochure ci-jointe qui accompagne toujours chaque boîte.

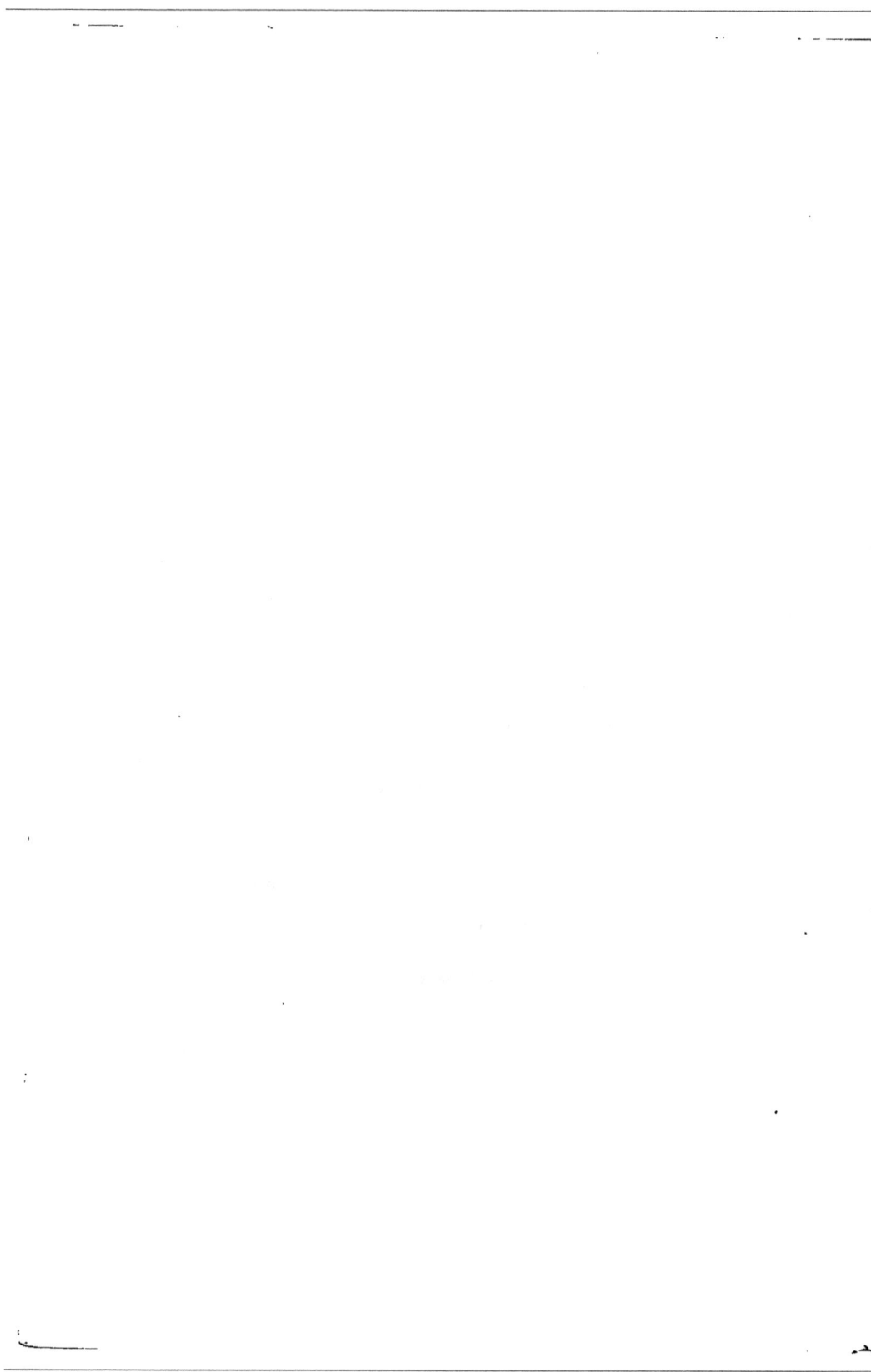

INTRODUCTION.

Frappé pendant notre long stage en médecine à l'hôpital des enfants malades, de la rue de Sévres à Paris, du grand nombre d'enfants qui, chaque jour, sont présentés aux consultations de cet établissement, atteints d'affections diverses, résultant d'un mauvais régime alimentaire et qui succombent plus tard à la suite de ces affections, nous avons pensé que nous pourrions rendre quelques services aux parents, en indiquant aussi simplement que possible les règles et les principes d'une bonne alimentation et les soins à donner dans la première enfance.

Le passage de l'allaitement à un régime plus substantiel, autrement dit, l'époque du sevrage a particulièrement fixé notre attention et nous a donné l'idée de préparer un aliment, capable par sa composition de rendre moins sensible ce changement dans l'alimentation, souvent mal supporté par les enfants.

Nous avons écrit ce petit livre pour les mères de famille et nous avons tâché de le rendre accessible à toutes, en entrant le moins possible dans les détails scientifiques, cependant certaines parties ont dû être traitées avec les développements et les termes techniques qu'elles comportaient, afin que le médecin appelé à donner son avis dans les familles, sur le degré de confiance qu'il conviendrait d'accorder à notre travail pût le faire en parfaite connaissance de cause.

Nous avons été guidé, dans ce simple exposé, par les

travaux, les leçons et les conseils de nos éminents maîtres et par notre désir de rendre quelques services aux mères en cherchant à répandre les notions les plus élémentaires de l'hygiène et de l'alimentation de la première enfance, notions généralement ignorées.

DE L'ALIMENTATION DES ENFANTS.

C'est au berceau, dit M. le Docteur Bouchut, dans son traité d'hygiène de l'enfance, qu'il faut prendre l'homme pour en faire un citoyen robuste et vigoureux et pour modifier sa constitution, si par hasard, elle est viciée dans son origine. Nous ajouterons que tous les auteurs qui ont écrit sur ce sujet, Béclard, Donné, Roger, etc., et tous les médecins, sont d'accord pour reconnaître que l'alimentation durant le premier âge a sur l'état de santé ou de maladie de l'enfant une influence considérable. C'est donc à une bonne alimentation, bien réglée et appropriée à la force des organes digestifs, qu'il faut s'adresser pour favoriser le développement physique de l'enfant, bien portant, ou pour remédier à sa mauvaise constitution.

Le lait doit être pendant les premiers mois, l'aliment exclusif de l'enfant, sans contredit, le meilleur est celui que la nature a donné à la mère, pour son nouveau-né.

Nous placerons en second lieu, le lait d'une bonne nourrice et enfin, au dernier plan le lait de vache, auquel il ne faut avoir recours, que dans les cas impérieux.

La mère doit nourrir son enfant, c'est un devoir qui lui est imposé par la nature même et auquel elle ne doit se soustraire que dans quelques circonstances exceptionnelles. Elle trouvera du reste, dans l'acomplissement des devoirs de la maternité, à côté de jouissances propres, des avantages immenses pour elle et son enfant. Lorsqu'elle se trouve dans l'obligation de confier son nouveau-né à une nourrice, il faut qu'elle s'entoure de tous les conseils, de toutes les précautions et de tous les renseignements possibles, pour que son choix s'arrête sur une personne digne de sa confiance.

Quant à l'allaitement artificiel, par le lait de vache, à l'aide du biberon il doit être proscrit ou du moins on ne doit y avoir recours, qu'exceptionnellement. Il est rare en effet de voir prospérer les enfants soumis à ce régime. Cependant lorsque le lait de la mère ou de la nourrice est insuffisant, on peut y joindre comme aliment additionnel, le lait de vache et ce régime qu constitue l'allaitement mixte, peut rendre de grand services.

Nous allons indiquer maintenant ce qu'il convien de faire suivant le mode d'allaitement adopté. Mais avant qu'il nous soit permis de dire que malgré les ouvrages spéciaux et les conseils donnés tous les jours par les médecins, l'ignorance du public est encore grande, relativement aux règles et aux principes d'une bonne alimentation. C'est en partie à cette ignorance, qu'il faut attribuer les maladies des nourrissons et la grande mortalité qui les frappe, surtout dans la première année. D'après les statistiques, près de cent mille enfants succombent chaque année, chiffre effrayant, surtout lorsqu'on considère qu'il n'est si élevé que par l'ignorance ou la négligence des parents.

Nous avons pu voir aux consultations de l'hôpital des

enfants, les troubles fonctionnels, les désordres, les ravages occasionnés par une mauvaise alimentation. Ces enfants, pâles, chétifs, atteints de diarrhée, de vomissements, d'inflammation intestinale, présentant un gros ventre, rachitiques enfin ou menacés de le devenir, avaient tous souffert d'un mauvais régime alimentaire ; les mères ou les nourrices, ayant un lait insuffisant ou donnant une nourriture composée de substances que les enfants étaient incapables de digérer. A ce propos que les parents n'oublient pas que les convulsions, si souvent funestes, sont presque toujours dues à des indigestions.

Nous indiquerons à la fin de ce petit ouvrage les moyens employés et presque toujours suivis de succès, par M. le Docteur Jules Simon, savant praticien et médecin distingué de l'hôpital des enfants malades, pour combattre ou prévenir les convulsions liées à un embarras des voies digestives.

Ce qu'il faut à l'enfant en bas âge, c'est une nourriture réglée et en rapport avec ses forces digestives. Ceci posé, revenons à l'enfant nouveau-né et suivons-le dans les premiers mois de son existence.

PREMIERS SOINS A DONNER AU NOUVEAU-NÉ.

Lorsque le cordon ombilical a été coupé et lié, il faut s'occuper de nettoyer la surface du corps de l'enfant. L'eau tiède suffit pour enlever le sang et les mucosités mais n'enlève pas la matière grasse. Il faut se servir d'un linge fin, enduit de beurre ou d'huile d'amande douce, qui délaye cette matière grasse et permet de l'enlever facilement avec un linge fin. Ensuite on achève de laver le corps de l'enfant avec une éponge imbibée d'eau tiède et on l'essuie bien avec des linges chauds pour enlever à la peau toute son humidité. C'est alors que le médecin ou la sage-femme applique le premier pansement destiné à maintenir le cordon qui se détache du 4e au 5e jour. On panse la petite plaie avec du lycopode ou de l'amidon et par-dessus on applique une compresse sèche.

Lorsque l'enfant a reçu les premiers soins, il faut l'habiller rapidement, près du feu ou dans une chambre à une température convenable, pendant l'hiver. Dans la saison chaude il faut éviter les courants d'air. La résistance des nouveau-nés aux abaissements de température étant très-faible on doit les préserver avec soin contre toute perte de chaleur qui serait funeste à cet âge.

ALLAITEMENT PAR LA MÈRE.

L'enfant emmaillotté convenablement, sera placé près de sa mère, lorsque celle-ci ne sera pas trop fatiguée. Nous avons remarqué que l'enfant qui crie beaucoup, dans ces premiers moments de la vie, se calme souvent, paraissant éprouver un certain bien-être lorsqu'on le place dans un milieu chaud.

Sept à huit heures après la naissance, la mère pourra

présenter le sein au nouveau-né, le premier lait ou colostrum étant utile pour faire évacuer le méconium ou premières déjections de l'enfant et souvent pour apaiser les coliques. Il n'y a pas d'inconvénients à donner à l'enfant quelques cuillerées à café d'eau sucrée tiède, mais nous croyons que les purgatifs, sirop de chicorée composé, huile d'amande douce, manne, sont inutiles, le lait de la mère agissant comme eux. C'est vers la fin du 2e jour que la sécrétion lactée commence à être établie chez la femme. Il est important, dès les premiers jours qu'elle prenne l'habitude, autant que possible, de ne donner le sein à l'enfant qu'à des heures fixes, toutes les deux heures ou au plus toutes les heures et demie afin de permettre au nourrisson de digérer le lait qu'il vient de prendre et de profiter de celui qu'il prendra après.

Dans les premiers mois il suffit de donner le sein 10 à 12 fois dans les 24 heures. Si la mère a beaucoup de lait ce nombre pourra diminuer, il devra augmenter si elle en a peu. Sept à huit *tetées* après les premiers mois, vers six mois, six sont suffisantes avec une bonne nourrice, et quelques tasses de bouillie claire préparée comme nous l'indiquerons bientôt.

ALLAITEMENT PAR UNE NOURRICE.

Quand on a recours à une nourrice, dont le lait a plusieurs mois, il est bon de faire boire au nouveau-né, pour faciliter ses premières déjections, un peu de sirop de chicorée ou d'eau miellée ou sucrée. Le lait de la nourrice, accouchée depuis plusieurs mois n'a pas les mêmes qualités que le premier lait de la mère. Du reste tout ce que nous avons dit, de l'allaitement par la mère s'applique, comme ce que nous en disons plus loin, à l'allaitement par la nourrice.

ALLAITEMENT ARTIFICIEL.

Nous en parlerons plus loin avec détails, lorsque nous aurons indiqué, d'après de nombreuses expériences, la quantité de lait, que suivant l'âge, l'enfant prend chaque jour au sein maternel. Il nous suffira alors de rechercher la quantité de principes nutritifs renfermés dans cette dose journalière de lait, pour établir la ration alimentaire de l'enfant et déterminer dans quelles proportions doivent lui être donnés le lait de vache ou toute autre substance alimentaire. Nous avons été guidé dans ce travail par les recherches faites avec le plus grand soin par différents auteurs et notamment par le docteur Bouchaud, ex-interne de la Maternité de Paris, sur le poids des enfants et la quantité de lait absorbé à différents âges.

L'enfant au sein absorbe, par jour, 500 à 650 grammes de lait pendant le 1er mois, 850 après le 5e mois, 950 vers le 11e ou 12e mois. L'enfant prend en moyenne de 40 à 50 grammes de lait à chaque *tetée*. Cette quantité augmente avec l'âge.

POIDS DE L'ENFANT.

Le poids de l'enfant étant également très-important à connaître pour apprécier son développement, nous avons dressé plus loin un tableau indiquant le poids de l'enfant à différents âges, la quantité de lait ou de substances alimentaires nécessaires à son accroissement, suivant le mode d'allaitement.

Le poids moyen du nouveau-né est de 3 kil. 250 grammes. 7 à 8 jours après sa naissance il augmente de poids. De 7 jours à 5 mois l'enfant qui a une croissance régulière, augmente de 20 à 25 grammes par jour, à 5 mois jusqu'à 12 de 15 grammes, à 5 mois l'enfant pèse le double de ce qu'il pesait à sa naissance.

Il ne faut pas croire que le nourrisson suivra dans son accroissement exactement la progression indiquée dans notre tableau, mais les chiffres que nous donnons pourront servir de guide, de base, pour apprécier suffisamment le développement de l'enfant. Nous pouvons déjà dire que tout enfant bien portant qui n'augmente pas de poids a une nourriture insuffisante ou de mauvaise qualité. Puisque c'est par l'augmentation de poids que se traduit le développement de l'enfant, il faut de temps en temps avoir recours à la pesée, le seul moyen de s'assurer que vraiment l'enfant prospère. La pesée dit Trousseau, est aussi l'unique moyen de s'assurer si une femme est bonne nourrice.

En tenant compte de ce que nous venons de dire et en consultant notre tableau, il sera facile à la mère ou à la nourrice de suivre le développement de l'enfant, par la pesée, faite tous les mois. Nous conseillons comme très-commode le lit-balance du Docteur Groussin.

RÉGIME ALIMENTAIRE.

Il ne faut donner à l'enfant jusqu'à l'âge de 4 à 5 mois que du lait, soit de la mère, soit de la nourrice. Ce régime lacté pourrait même être continué plus long-temps, surtout si l'enfant prospère, mais il arrive souvent que le lait de la nourrice n'est pas assez abondant ou ne renferme pas les éléments nutritifs en proportions normales. Les enfants robustes, d'un autre côté, manifestent à cet âge le besoin d'une nourriture plus substantielle.

Puis, il ne faut pas compter que la nourrice pourra conduire l'enfant jusqu'au terme de l'allaitement complet. Il est donc bon de l'accoutumer, dit M. le professeur Béclard, à une autre nourriture dans le cas ou le lait viendrait à diminuer ou à se suspendre. Enfin le moment du sevrage arrivé, il est important que l'estomac de l'enfant soit préparé à recevoir une nourriture plus substantielle.

NATURE DES ALIMENTS.

On est dans l'usage d'associer au lait des panades, des bouillies avec des farines ou fécules, etc. Toutes ces substances alimentaires sont loin de renfermer les éléments nutritifs, dans les rapports où ils se trouvent dans le lait, elles sont par leur nature même d'une digestion difficile et quelques-unes très-peu nourrissantes, généralement la manière de les préparer laisse beaucoup à désirer. Les farines, les fécules, ne se dissolvent pas facilement, une partie des modifications qu'elles doivent subir, n'étant pas opérées antérieurement. L'enfant avalant très-vite, l'action de la salive sur l'amidon de ces substances est incomplète et quoique se continuant dans l'estomac, elle est insuffisante à la transformation en dextrine et en glycose d'une grande quantité de substance amylacée.

Aussi n'est-il pas rare de rencontrer dans les selles des enfants des grains d'amidon non digérés, qui passent par les intestins, comme le font les graines de fruits réfractaires aux sucs digestifs.

Ces produits renferment en outre peu de matières azotées et grasses, nécessaires au renouvellement des tissus et peu de sels dont les enfants ont si grand besoin pour le développement des os, des dents, etc.

Lors donc que le lait ne suffit plus, il est de la plus haute importance d'avoir sous la main une substance capable de lui être associée, comme aliment additionnel avant et après le sevrage et présentant toutes les qualités d'un aliment réparateur.

Si l'on voulait déterminer, à peu près, dans quelles proportions devraient se trouver les principes nutritifs dans un régime alimentaire, on ne saurait mieux faire, remarque M. Longet, l'éminent physiologiste, que de s'en rapporter à la constitution de la nourriture fournie

à l'enfant par la nature même, c'est-à-dire à la constitution du lait de femme.

FARINE ALIMENTAIRE COMBARIEU
AUX PHOSPHATES NATURELS DU BLÉ.

Sous l'inspiration des considérations précédentes et
nous aidant des travaux de l'illustre chimiste Payen,
nous avons préparé une farine alimentaire renfermant
tous les principes nutritifs qui se trouvent dans le lait,
se rapprochant autant que possible de sa composition
élémentaire, mais surtout bien supérieure, comme nous
le démontrerons, à toutes les autres farines ordinairement employées.

Voyons d'abord ce qu'on trouve dans le lait :

1° De l'eau qu'on retrouve dans nos tissus ;

2° Des substances azotées, d'une composition élémentaire semblable à celle de nos tissus, et devant concou-
rir à leur entretien ;

3° Une matière sucrée (lactose, sucre de lait) qui sous
l'influence de la respiration éprouve une combustion
lente, et produit la chaleur nécessaire au sang.

4° Une substance grasse, le beurre, qui éprouve
aussi les phénomènes de la combustion et sert à former
les tissus graisseux.

5° Une substance aromatique qui stimule l'appétit.

6° Des sels calcaires et magnésiens qui servent à
constituer notamment la partie solide des os.

7° Des sels alcalins qui se trouvent dans les divers
liquides de l'économie, etc.

COMPOSITION DU LAIT DE FEMME.

Eau.........................	89 54
Substances azotées.............	3 20
Beurre ou matières grasses.......	3 34
Lactose ou sucre de lait..........	3 71
Substance colorante, aromatique...	traces.
Sels peu solubles, phosphates de chaux. De magnésie, de fer.	0 15
Sels solubles, chlorure de potassium Sel marin, phosphate de soude.	1 06

Comme on le voit par sa composition, le lait de femme résume les qualités d'un aliment complet ; c'est en nous basant sur sa composition que nous avons préparé notre farine alimentaire, comme aliment additionnel, pour les enfants à la mamelle ou sevrés. Elle est composée de farines de grains de céréales provenant de régions diverses, choisis avec soin, préparés et mélangés dans des proportions déterminées par la quantité, et la nature de leurs principes nutritifs. Sans entrer ici dans les détails de notre fabrication, nous ferons remarquer non seulement que pour chaque espèce de grains les substances organiques et minérales qui les composent diffèrent notablement, mais encore que pour la même espèce, la richesse en principes nutritifs varie suivant les climats et les sols.

Par une dessication convenable à l'étuve, et dans des

conditions particulières nous avons éliminé plus de la moitié de l'eau que notre farine contient naturellement comme toutes les autres farines. Tandis que la farine de froment contient 16 à 18 pour 100 d'eau, notre farine modifiée n'en contient que 5 à 6 pour 100. A poids égal elle contient donc plus de substances sèches. Sous l'influence d'une chaleur calculée et prolongée les grains d'amidon éprouvent un commencement de désagrégation qui rendra leur hydratation (sans laquelle ils seraient insolubles) plus prompte et plus complète, lorsqu'ils seront en contact avec le liquide en ébullition.

La transformation de l'amidon (les farines en contiennent de 38 à 40 pour 100) en dextrine et en glycose se trouvera ainsi favorisée dans l'acte de la digestion et pour que cette transformation soit mieux assurée nous avons ajouté une quantité de diastase suffisante, pour que toute la matière amylacée soit saccharifiée.

Les phosphates de chaux et de magnésie et les autres sels contenus dans les farines ordinaires données en bouillies aux enfants sont en quantité peu considérable et cependant nous le répétons, les enfants en ont grand besoin pour fortifier leurs os et leurs tissus. Nous avons pu à la suite de recherches, arriver à un procédé qui nous permet de prendre au résidu même des farines, au son, les sels qui y existent en bien plus grande proportion (15 pour 1,000 en plus) que dans la farine même, et de les ajouter à notre farine dans les proportions où ces sels se trouvent dans le grain entier. Quant aux matières azotées, hydrocarbonées, et grasses, on pourra voir par le tableau comparatif ci-dessous, combien notre farine est riche en ces différentes substances nutritives. Nous ferons ici remarquer que les matières grasses s'y trouvent à peu près dans les mêmes proportions que dans le lait de femme, et l'on sait aujourd'hui l'heureuse influence qu'elles exercent dans l'économie, soit à cause des diverses fonctions ou des effets utiles qu'elles peuvent accomplir. Dès lors il est permis d'attribuer à la présence de ces substances dans leur alimentation habituelle, la santé de ces beaux enfants de l'Ecosse et de différents comtés de l'Angleterre.

Tableau des quantités d'azote, de Carbone, de matières grasses, d'eau et de sels contenues dans 100 parties des substances alimentaires suivantes :

	Azote	Carbone	Graisse	Eau	Sels
LAIT DE FEMME à 4 mois.	0 49	7 50	3 34	88 30	0 30
Lait de vache.	0 66	8	3 70	87 20	0 45
Farine de from¹.	1 64	38 50	1 80	15 16	1 60
Farine Combarieu.	2 75	41	3 10	5 à 6	2 70

Notre farine, comme le lait, est donc un aliment complet, c'est-à-dire que prise même seule avec de l'eau elle pourrait entretenir la vie, parce quelle renferme toutes les substances nécessaires à la nutrition.

En résumant les avantages de notre farine, nous trouvons :

1° Qu'à poids égal avec la farine de froment ordinaire, notre farine renferme, par l'élimination de plus de la moitié de son eau, plus de matières nutritives.

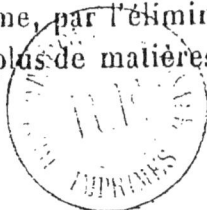

2

0

2º Qu'elle est d'une conservation parfaite, sans aucune altération.

3º Que la partie amylacée (amidon ou fécule) s'y trouve admirablement préparée aux transformations ultérieures.

4º Qu'une ébullition moins prolongée est nécessaire. que par suite l'arôme de la farine et du lait avec lesquels elle doit former bouillie est mieux conservé, arôme qui, comme les médecins le savent bien, a une heureuse influence sur l'appetit et les fonctions digestives de l'enfant.

5º Que les matières azotées, hydrocarbonées, grasses, les sels s'y trouvent en proportions bien supérieures à celles de tous les autres produits de cette nature.

Le bas prix de notre farine, avec la facilité de son envoi permettra aux parents d'en munir les nourrices, qui ayant sous la main, un aliment salutaire, ne seront plus entraînées à donner aux enfants, des substances grossières et peu nourrissantes, la cause de tous ces désordres qui se manifestent, dans les voies digestives.

Maintenant que nous connaissons la constitution du lait et de notre farine alimentaire, il nous suffira de rechercher qu'elle est la quantité de lait consommé par l'enfant à différents âges pour déterminer dans quelles proportions notre produit doit être donné.

Nous prendrons l'enfant à l'âge de cinq mois, âge auquel on commence à joindre au lait d'autres aliments. A cinq mois l'enfant, comme nous l'avons dit, a doublé de poids, il pèse 6,500 grammes, il absorbe de

800 à 890 grammes de lait. Nous ferons remarquer auss
que c'est à cet âge, que les fonctions digestives de l'enfant paraissent avoir le plus d'activité.

Lorsque le lait vient à être insuffisant ou à manquer
et pour toutes les causes indiquées précédemment, il
conviendra de donner à l'enfant la Farine-Combarieu en
bouillie au lait dans les proportions indiquées plus loin
dans le tableau de la ration alimentaire, aux différents
âges. Nous n'entrerons pas ici dans tous les détails de
notre travail, nous nous contenterons de donner le ré-
sultat et comme moyen plus pratique au lieu d'indiquer
en grammes les quantités de lait et de notre farine devant constituer la bouillie, nous les donnerons en mesu-
res de capacité, à la portée de tout le monde.

Revenons à l'enfant, âgé de 5 mois, et supposons qu'il
ne reçoive que la moitié du lait nécessaire à son alimentation. Il doit faire huit à dix petits repas par jour,
de deux en deux heures, il conviendra alors de lui donner en alternant avec les tetées de deux à deux et demi
tasses à café de bouillie, en plusieurs fois, préparée
comme suit :

PRÉPARATION DE LA BOUILLIE.

Une cuillerée à bouche de Farine-Combarieu par tasse
à café de lait de vache, faire bouillir dix minutes en
remuant de temps en temps. Pour bien préparer la
bouillie, il faut délayer d'abord la farine dans très-peu

de lait, écraser les grumeaux et ajouter successivement le restant du lait, on peut y joindre un peu de sucre et de sel.

Pour un enfant de neuf mois qui ne recevrait plus de lait de sa nourrice, il faudrait lui donner, par jour environ un demi litre de lait de vache, en alternant avec environ 4 à 5 tasses à café de bouillie.

Avec ces données, il sera facile à la mère ou à la nourrice d'augmenter ou de diminuer le nombre de tasses de bouillie à donner à l'enfant suivant son âge, sa force, soit qu'il prenne plus ou moins souvent le sein, soit qu'il l'ait quitté complètement.

Du reste, pour faciliter ce petit travail, nous avons ainsi que nous l'avons dit, dressé un tableau de la ration alimentaire de l'enfant, suivant l'âge et le mode d'allaitement, tableau que les parents pourront consulter avec fruit.

Notre bouillie convient surtout aux enfants quelques mois avant et après le sevrage, comme aliment de transition entre le régime lacté et une nourriture plus substantielle.

Pour varier l'alimentation, notre farine peut aussi être accommodée à l'eau et au beurre et en l'additionnant d'un jaune d'œuf, on aura un aliment très nourrissant, non-seulement pour les enfants mais aussi pour les adultes convalescents.

TABLEAU de la ration alimentaire de l'enfant par jour, suivant l'âge, le poids et le mode d'allaitement.

LE NOUVEAU-NÉ PÈSE 3,250	ALLAITEMENT NATUREL		ALLAITEMENT MIXTE		ALLAITEMENT AU BIBERON	
Mois:	POIDS.	LAIT DE FEMME.	LAIT DE FEMME —	LAIT DE VACHE Coupé.	LAIT DE VACHE PUR—	EAU DE GRUAU
Enfant à 1 mois	pèse 4 kilog. prend	560 grammes à 600	250 grammes à 300	250 à 300	400 à 450	200 à 150
2	4,700					
3	5,350	650 à 725	325 à 395	300 à 350	500 à 600	150 à 125
4	5,950					
5	6,500	850	400	BOUILLIE COMBARIEU. 2 tasses et 1/2	400	BOUILLIE COMBARIEU. 2 tasses 1/2
6	7,000	900	450 à 500	3 tasses à 4	450 à 500	3 tasses.
7	7,450				500	
8	7,850	950 à 1,000	500 à 550	4 à 5	500	4 tasses
9	8,200				500	4 tasses 1/2
10	8,500	1,111 à 1,250	550	5	500	5 tasses
11	8,750		550	5 1/2 à 6	500	5 1/2
12	9,000	1,350	550		500	6

Pour un âge supérieur il sera facile d'augmenter progressivement les doses de lait et de bouillie, en suivant les proportions indiquées dans ce tableau.

Pour établir ce tableau, nous avons pris le poids moyen de l'enfant à sa naissance, soit 3,250 grammes, et nous nous sommes appuyé sur les expériences faites par M. le Docteur Bouchaud sur les quantités de lait absorbées aux différents âges, ainsi que sur les travaux du célèbre chimiste Payen. Nous allons donner un exemple de la manière, simple du reste, dont il faut se servir de ce tableau.

Voulant savoir qu'elle est la ration alimentaire de l'enfant à cinq mois, dans la colonne des mois on s'arrête à 5, en face sur la même ligne, se trouve le poids correspondant 6,500, et la quantité de lait, 850 grammes que l'enfant obsorbe au sein. Plus loin, toujours sur la même ligne, si l'enfant ne reçoit que la moitié de sa ration de la nourrice, on trouve 400 grammes de lait et deux tasses et demie de bouillie, enfin si l'enfant est au biberon il faudra lui donner environ 400 grammes de lait de vache pur et deux tasses et demie de bouillie. Ces chiffres n'ont rien d'absolu et suivant les circonstances on pourra augmenter ou diminuer les doses, cependant il conviendra de ne pas trop s'en éloigner.

Nous ferons ici un rapprochement entre la ration alimentaire de l'enfant et celle de l'homme. A 5 mois, un enfant du poids de 6,500 grammes a besoin de quatre grammes d'azote et soixante-quatre de carbone, tandis qu'un homme du poids de 65 kil., qui consomme par jour, 20 grammes azote et 300 carbone n'a besoin pour 6 k. 500 gr. d'homme, poids correspondant au poids total de l'enfant que de deux gr. azote et trente gr. carbone. En d'autres termes, à poids égal, l'enfant consomme le double que l'homme. Si nous voulons faire paraître davantage cette différence, nous dirons que cinq enfants du poids de 6,500 chacun, pesant ensemble 32 kil. 500 gr. consomment autant qu'un homme du poids de 65 kil., c'est-à-dire pesant le double. Il n'y a là rien d'étonnant car l'enfant a besoin non seulement de réparer ses pertes, mais d'augmenter en poids, tandis que l'homme, lui, n'a besoin que de réparer ses forces.

ALLAITEMENT ARTIFICIEL.

Revenons maintenant à l'allaitement artificiel, que nous n'avons fait qu'effleurer. Ce mode d'allaitement est vicieux sous plusieurs rapports et c'est avec raison qu'il est proscrit par les médecins. D'abord le lait de vache dont on se sert habituellement pour alimenter les enfants, malgré une analogie sensible, n'a pas la même composition que le lait de femme. Certains principes qui se trouvent dans le premier en proportions plus considérables ou moindres que dans le second, malgré les modifications qu'on peut y apporter, en ajoutant de l'eau de gruau ou d'orge, amènent des différences assez notables dans l'alimentation, pour qu'on ne puisse sans inconvénients substituer l'un à l'autre.

Ensuite lorsque l'enfant est au sein de sa mère ou de la nourrice, il y puise un lait qui est doué d'une température douce, naturelle, constante, convenablement élevée, et qui facilite l'absorption, tandis que l'enfant élevé au biberon, prend un lait le plus souvent tiré depuis longtemps, sensiblement altéré, par son contact avec l'air, et dont la température est presque toujours inégale, tantôt basse, tantôt trop élevée. Il serait donc à désirer, qu'on renonçat dans les premiers mois surtout, à ce genre d'allaitement.

Cependant, comme nous l'avons dit plus haut, il est des circonstances exceptionnelles qui forcent d'y avoir recours. Puis il faut bien le dire, ce mode d'allaitement est malheureusement adopté aujourd'hui par beaucoup de personnes et puisque le mal existe, il faut chercher à l'atténuer, autant que possible.

Le lait de vache qui est ordinairement, avons nous dit, employé pour l'alimentation des nourrissons, doit être donné aussi frais que possible et coupé dans le premier mois avec moitié eau de gruau (si le lait est pur, bien entendu), dans les mois suivants jusqu'à 4 mois, il suffit de l'additionner d'un quart seulement. A 5 mois on peut commencer de donner le lait pur et quelques semaines après on peut y joindre la bouillie préparée avec la Farine alimentaire Combarieu dans les proportions indiquées dans notre tableau.

Le lait doit être donné tiède et c'est seulement au moment de s'en servir qu'il faut y ajouter le sucre et l'eau de gruau, pour empêcher la fermentation. L'usage du biberon est préférable à la cuiller ou au verre. Il faut avoir soin de laver souvent le biberon et le bout de sein factice. Pour le nombre des repas, on s'en rapportera à ce que nous avons dit de l'allaitement maternel, et pour la quantité de lait on consultera le tableau à la colonne, allaitement artificiel.

DU SEVRAGE.

A quel âge doit-on sevrer les enfants? La réponse n'est pas toujours aussi facile qu'on pourrait le croire, parceque une foule de raisons et de circonstances peuvent modifier le terme de l'allaitement. La nature semble cependant indiquer ce terme, c'est vers l'âge de 15 à 18 mois, lorsque l'enfant a ses premières dents, toutes ou presque toutes, qui lui permettent de diviser les aliments. Du reste s'il n'y a pas beaucoup d'inconvénients à prolonger le terme de l'allaitement, il y en aurait à le cesser trop tôt. En tout cas, il faut que les enfants soient accoutumés à la nourriture lorsqu'on les sèvre.

Nous pensons, après des expériences nombreuses et sérieuses, que les bouillies faites avec notre farine alimentaire seront excellentes pour préparer l'enfant à passer de l'allaitement à un régime nouveau. On devra après le sevrage varier l'alimentation, en donnant de petits potages gras ou maigres, des œufs peu cuits, etc.

Pour sevrer l'enfant, la nourrice doit cesser de lui donner le sein pendant la nuit et éloigner les *tetées* pendant la journée, en présentant à l'enfant de temps en temps une cuillerée de bouillie ou de lait, mais il ne faut faire durer ce petit manége, que pendant quelques jours et cesser brusquement l'allaitement.

Si l'enfant crie et réclame le sein, on peut l'en dégoû-
ter en couvrant le mamelon d'une petite couche de
teinture d'aloës ou de gentiane.

L'enfant sevré, il faut lui donner souvent à manger
et peu à la fois, et surveiller les selles. Lorsque celles-
ci-sont jaunes et demi-liquides et qu'elles viennent 2 à
3 fois par jour, on peut être assuré que la digestion se
fait bien. Lorsqu'il y a des désordres du côté des voies
digestives, ordinairement ils se manifestent par des
vomissements, de la diarrhée, des déjections claires,
verdâtres, c'est alors qu'il faut y porter remède en pre-
nant des précautions de régime, c'est-à-dire en dimi-
nuant la nourriture de l'enfant, en éloignant ses repas,
et en lui donnant des aliments légers, digestibles. Tous
ces petits détails dans lesquels nous entrons et qui
paraissent avoir peu d'importance, pour ceux qui sont
peu habitués à vivre avec les enfants, en ont une grande au contraire pour les personnes qui suivent dans leur
développement ces petits êtres, si délicats, et qui savent de quels soins il faut entourer leur frêle constitution.

RÉSUMÉ DES NOTIONS LES PLUS IMPORTANTES
DE L'ALIMENTATION ET DE L'HYGIÈNE DE L'ENFANCE.

Nous présentons ici un résumé des parties les plus
importantes et les plus utiles de notre travail, de manière qu'il soit comme le guide pratique des mères de
famille dans l'alimentation et l'hygiène de la première
enfance.

ENFANT ALLAITÉ PAR LA MÈRE

PREMIERS SOINS A DONNER AU NOUVEAU-NÉ.

Laver le corps de l'enfant à l'eau tiède, puis avec un linge fin enduit de beurre ou d'huile d'amande douce délayer la matière grasse, avec une éponge imbibée d'eau tiède, achever de nettoyer la surface du corps.

Habiller rapidement l'enfant, dans une chambre chaude, éviter toute cause de refroidissement, funeste à cet âge.

Le 1er jour donner le sein 7 à 8 heures après l'accouchement.

Le 2e ou 3e jour commencer de régler les petits repas, de 2 en 2 heures, autant que possible, ensuite diminuer le nombre des tetées à mesure que l'enfant avance en âge. Prendre le poids de l'enfant à sa naissance et le peser tous les quinze jours ou tous les mois, l'augmentation de poids est un signe certain que l'enfant prospère. A 5 mois on commence à joindre au lait quelques aliments, des bouillies, des panades, nous conseillons l'usage de la Farine-Combarieu, comme très digestible et très riche en principes nutritifs.

Dose pour un enfant de 5 à 6 mois :

Une faible cuillerée à bouche de farine par tasse à café de lait, en donner 2 tasses et demie environ en plusieurs fois dans la journée, en alternant avec le lait de la mère.

PRÉPARATION DE LA BOUILLIE.

Bien délayer notre farine d'abord dans très peu de

lait, écraser les grumeaux, ajouter ensuite le restant du lait, faire bouillir en remuant 10 à 15 minutes, ajouter un peu de sucre et de sel. Suivant l'âge on élèvera progressivement le nombre de tasses de bouillies jusqu'à 5 et 6 par jour (consultez notre tableau) varier de temps en temps l'alimentation ; au lieu de lait, on peut préparer notre farine à l'eau et au beurre, et ajouter à la fin un jaune d'œuf.

ALLAITEMENT PAR UNE NOURRICE.

Le 1er et le 2e jour, de la naissance, on pourra donner à l'enfant quelques cuillerées d'eau sucrée, tiède, de sirop de chicorée composée d'huile d'amande douce, pour favoriser les premières déjections. Le 2e jour, la nourrice commencera à donner le sein à l'enfant avec ménagements et suivra les prescriptions indiquées plus haut pour la mère.

ALLAITEMENT ARTIFICIEL.

Comme nous l'avons dit, il ne faut y avoir recours, que lorsqu'on ne peut pas faire autrement. Le 1er jour donner à l'enfant eau sucrée, un peu de sirop de chicorée et d'huile d'amande douce, s'accoutumer dès le 2e jour à régler les petits repas, donner du lait de vache frais et tiède, coupé d'abord avec moitié eau d'orge ou de gruau, après un mois avec un quart seulement. A 4 mois on peut donner le lait pur, à 5 mois faire usage de notre bouillie comme nous l'indiquons plus haut, à peu près dans les mêmes proportions , en alternant avec du lait pur, plus tard varier l'alimentation en donnant des petites panades, des potages gras ou maigres, des bouillies à l'eau et au beurre, des œufs etc. En terminant ce qui concerne l'alimentation, nous ne nous lasserons pas de répéter que l'influence du biberon sur le nouveau-né est presque toujours fatale; si l'enfant ne succombe pas, il languit et est condamné à souffrir le restant de ses jours, en proie à toutes les maladies, qui résultent d'un mauvais régime alimentaire.

HYGIÈNE.

BAINS.

Il y a des mères qui abusent des bains pour leurs enfants, d'autres au contraire qui n'en font pas assez usage. Nous croyons que deux bains par semaine, de dix à quinze minutes, à une température modérée, sont suffisants, à la condition de laver tous les jours le corps des enfants à l'éponge et à l'eau tiède.

Quand l'enfant a sali ses couches, il faut se hâter de le laver et de le changer de linge.

Quand les enfants commencent à marcher, vers dix mois, il faut les habituer à aller à la garde-robe en présentant le bassin à heures fixes, deux à trois fois par jour.

SOMMEIL.

Dans les premiers mois, l'enfant ne fait guère que manger et dormir, il faudra, à plusieurs reprises, le mettre dans son berceau, l'habituer à dormir, même au milieu du bruit. A mesure qu'il grandira, le besoin du sommeil se faisant moins sentir, il suffira de le mettre une fois par jour sur le lit.

PROMENADES.

Durant la belle saison, il faut sortir les enfants deux fois par jour, et pendant plusieurs heures chaque fois, le matin et dans l'après-midi. Pendant la saison froide, on couvrira bien le nourrisson et on pourra dans la journée le sortir une fois, pendant une heure ou deux au plus.

SOINS DE PROPRETÉ.

Il faut débarrasser la tête des enfants de ces croûtes et crasses, parfaitement inutiles, à l'aide de cataplasmes de fécule ou avec de l'huile d'amande douce, appliqués le soir, et le matin on lavera la tête avec une petite brosse et du savon noir, gros comme une noisette dans un verre d'eau.

Par ce moyen on évitera ou on se débarrassera des parasites qui sont un signe de malpropreté, mais non de santé comme s'obstinent encore à le croire beaucoup de personnes.

CONVULSIONS.

Nous croyons rendre service aux parents en rapportant ici les moyens et les conseils donnés par M. le docteur Jules Simon, à ses consultations de l'hôpital des enfants malades, pour combattre ou prévenir les convulsions.

Presque toujours les convulsions sont occasionnées par des indigestions, dans ce cas, donner de suite à l'enfant un vomitif et plusieurs lavements d'eau simple, tiède, et faire respirer de temps en temps de l'éther, s'il n'y a pas d'amélioration, appliquer des sinapismes aux jambes, et même placer l'enfant dans un bain sinapisé, jusqu'à rougeur de la peau, ces moyens sont presque toujours suivis de succès.

Ce praticien distingué conseille pour prévenir les convulsions de régler la nourriture des enfants et l'heure des repas, de surveiller l'état de leur estomac, et d'empêcher surtout la constipation.

Dans ce but, il fait administrer tous les 2, 3 jours une cuillerée à café de magnésie calcinée anglaise, dans un peu de lait ou d'eau sucrée, si l'enfant n'a pas de 2 à 3 selles par jour.

Enfin, en terminant, nous ne saurions trop engager les parents, à appeler le médecin, aussitôt que les premiers symptômes de maladie apparaissent chez un enfant ; quelques soins et quelques conseils suffisent souvent pour arrêter le mal à son début.

En arrêtant ici notre travail, bien incomplet sans doute, nous ajouterons que nous n'avons été sollicité que par le désir de rendre quelques services aux parents, en cherchant à conserver à leur affection quelques uns de ces petits êtres si dignes de notre intérêt. Père d'une nombreuse famille, nous avons pu, en suivant les règles les préceptes contenus dans ce simple exposé, avoir le bonheur de préserver tous nos enfants de ces diverses affections, qui résultent d'une mauvaise alimentation et leur conserver une santé parfaite.

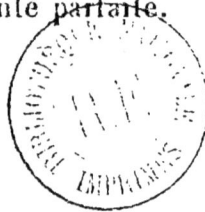

FIN.

21